Dr Paul RABIER-LABICHE

LE ONZIÈME
Voyage d'Etudes Médicales
(V. E. M.)

aux Stations du Sud-Est de la France

(Septembre 1911)

Supplément à la Revue « HYDROLOGICA »

d'Avril 1912

Dr Paul RABIER-LABICHE

LE ONZIÈME
Voyage d'Etudes Médicales
(V. E. M.)

aux Stations du Sud-Est de la France

(Septembre 1911)

Supplément à la Revue « HYDROLOGICA »

d'Avril 1912

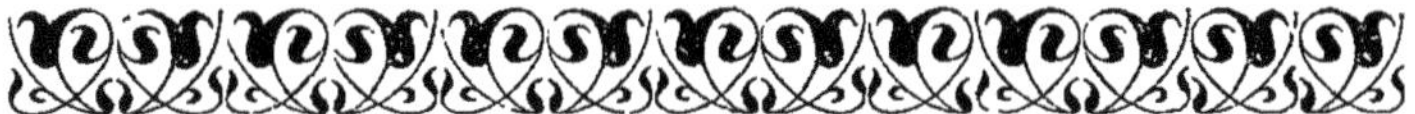

Le V. E. M. de 1911

(Ce que nos yeux ont vu)

Sur ces trois initiales, brodez toutes les variations qu'il vous conviendra, elles se résumeront en cette conclusion que ces voyages réalisent la **V**éritable **E**ntente **M**édicale. On me l'avait dit si souvent que je voulus en faire l'expérience; j'hésitai bien un peu par cette fin d'août dernier torride, mais n'allions-nous pas après tout rendre visite aux Naïades, à Amphitrite. Quelle perspective plus rafraîchissante. Je quittai donc notre Paris surchauffé le dimanche soir, 27 Août.

A la gare, sur le quai, je trouvai l'excellent et si dévoué Carron de la Carrière, le *Deus ex machinâ*, l'âme de ces voyages, qui, accompagné de son grand fils, veillait à l'embarquement de notre caravane. A chaque instant des confrères arrivent, les uns avec leurs femmes et les autres tout seuls, comme dans la chanson. La plupart ayant déjà fait les voyages précédents, ce sont d'aimables reconnaissances; moi-même, je retrouve plusieurs camarades d'études perdus de vue. Des relations se renouent, on évoque des souvenirs. Mais voici qu'arrive à son tour, M. le Professeur Landouzy, le génie tutélaire du **V. E. M.**, l'alerte Doyen de notre Faculté, vif, pétulant, toujours jeune. Le sifflet nous sépare, chacun regagne sa place. Le train glisse, nous voilà partis. Alors commence le ronronnement berceur, évocateur des rythmes qui chantent à l'oreille, tandis que les yeux cherchent à percevoir dans le flou des ombres la ligne des sites connus et que la large respiration calme de la nature endormie nous repose de la fièvre du départ, et nous fait déjà oublier la grande ville quittée. Deci de-là, quelques lumières essaimées et clignotantes disent qu'il en est qui veillent dans la joie ou la douleur, et ce cabriolet qui dodeline là-bas sur la route est peut-être celui de quelque brave confrère qui regagne son gîte. Je somnole et c'est Lyon.

Un soleil radieux dore la ville assoupie au long de ses quais. On se frotte les yeux, on se secoue, on se souhaite bonne journée, et en attendant Valence, on se met à la portière pour se débarbouiller le cerveau d'air du matin. Le Rhône impétueux descend de compagnie avec nous. Nous croisons Vienne, une des capitales des Allobroges, et nous sommes à Valence. Il fait déjà bien chaud et ce n'est pas sans une certaine appréhension qu'on lit le programme de la journée; mais en route pour Montélimar. Les Alpes apparaissent et aussi les mûriers; c'est le Midi qui s'annonce. Montélimar, on descend.

Le voyage commençant, chacun arbore sa médaille de **V. E. M.**, si heureusement composée avec sa naïade, que souligne la lapidaire devise « *E fontibus renovatio* ». Je jette un coup d'œil sur le programme de notre randonnée et je m'émerveille à l'idée de visiter, de ce Lundi 28 Août au Lundi 11 Septembre successivement :

Vals, Montmirail, Balaruc-les-Bains, Lamalou, Alet, La Fou-Saint-Paul-de-Fenouillet, Prats-de-Mollo, La Preste, Amélie-les-Bains, Le Boulou, Banyuls-sur-Mer, Molitg, Le Vernet, Thuès, Mont-Louis, Font-Romeu, Les Escaldes, Ax-les-Thermes, Ussat, Aulus, Salies-du-Salat, c'est-à-dire l'Ardèche, la Vaucluse, l'Hérault, l'Aude, les Pyrénées-Orientales, l'Ariège et la Haute-Garonne.

Lundi 28. — En cars-automobiles nous traversons le Rhône sur un vétuste pont suspendu et gagnons le Teil par une route où nous prenons contact avec cette compagne de voyage tenace qui ne nous quittera plus : la poussière. Sur les portes, les gens sortent nous voir passer dans un nuage. C'est le Midi qui vit dehors et pour lequel tout est prétexte à disserter et à s'égayer. Au Teil, nous prenons le train pour Vogüé et Vals. Nous sommes dans la vallée de l'Ardèche et cheminons à travers les roches volcaniques du Vivarais, aux tons gris roux, aux formes heurtées. Nous dominons l'Auzon qui coule dans un lit de roches basaltiques dont les flancs sont couverts de chataigniers et de mûriers. Nous saluons Vogüé avec son château à mi-côte, berceau de la célèbre famille de ce nom et nous arrivons à Vals, la ville aux Cent sources, où nous reçoivent à la gare le Maire, M. Combier, et le Dr Pamard, d'Avignon, président du Conseil d'administration de la Société générale des Eaux de Vals, entouré de nos confrères.

En voiture, nous gagnons le parc de l'établissement que traverse la Volane et la visite commence. Personnellement, j'ai

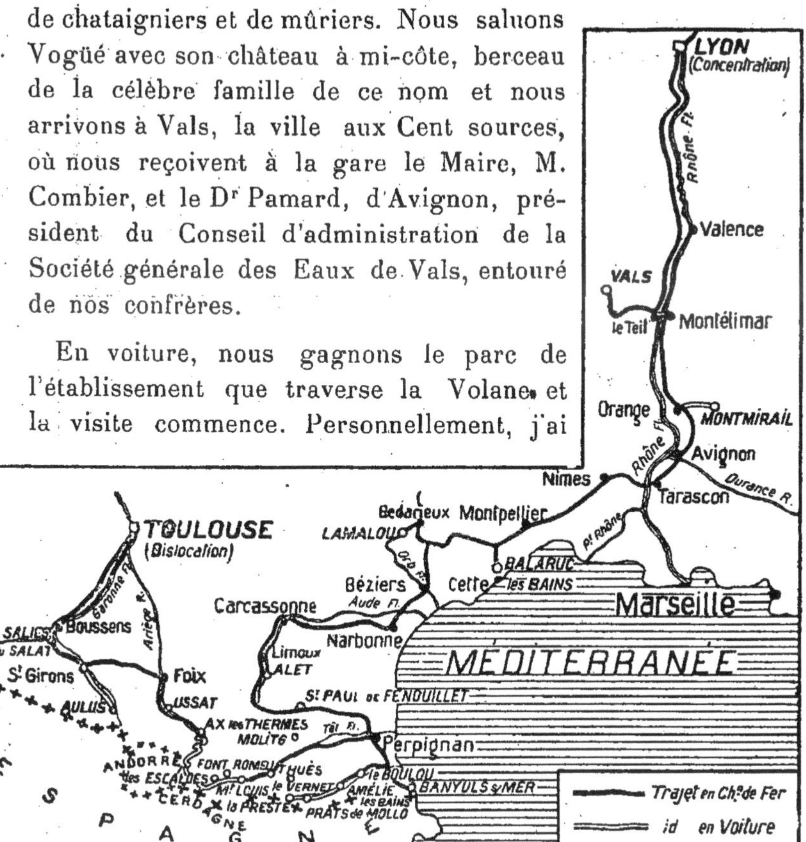

le plaisir de la faire sous l'égide éclairée du sympathique maire de Vals, qui nous fait valoir et le confort des installations hydrothérapiques, balnéaires et la fraîche sapidité des sources Saint-Jean, Précieuse, Dominique, Marie Vivaraises. Avec lui, nous pénétrons jusque dans l'antre de la naïade dont les pavillons disséminés

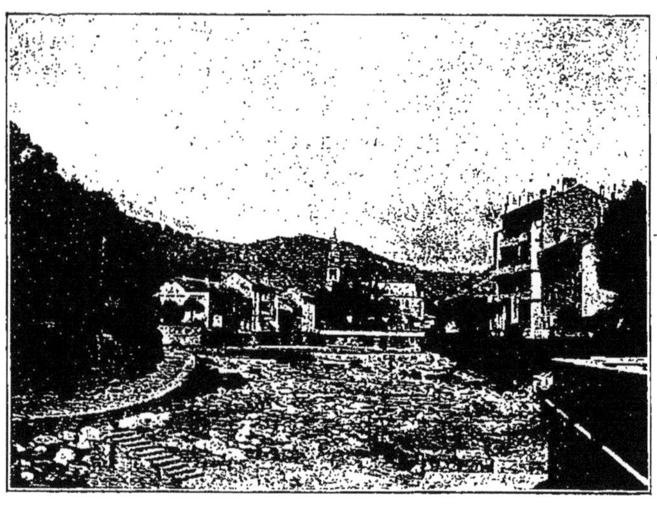

Vals

dans le parc sont autant de chapelles votives. Nous admirons l'asepticité de l'embouteillage et la stérilisation des eaux de lavage par les rayons ultra-violets. Nous le suivons à travers ce paradis des dyspeptiques, des hépatiques, des entéritiques, des déprimés. Nous voguons à sa suite parmi ce déluge bienfaisant de sources bicarbonatées sodiques froides, arsenicales et ferrugineuses, aux eaux claires chargées d'acide carbonique, offrant une gamme de minéralisation allant de 0.50 à 9 grammes. Nous allons ainsi intéressés jusqu'à ce que la cloche du Grand Hôtel nous rappelle que nous avons des fatigues à réparer, des forces à reprendre.

Une salle fraîche, décorée avec goût, une table superbement dressée nous accueillent, un menu digne de Lucullus nous réjouit, nous réconforte, et d'aimables toasts nous sont portés par le Dr Pamard, M. Combier, maire de Vals, et le Dr Chabannes. M. Landouzy, en son nom et au nôtre les remercie et vante le charme de ces qualificatifs de sources auxquels on ne saurait vraiment résister : Précieuse, Gracieuse, Rigolette. Il dit encore, à propos des charmantes femmes de nos confrères présentes, qu'il tient à saluer dès ces premières agapes, que chaque fois qu'il organise un nouveau voyage son premier soin est de s'informer s'il y a beaucoup de Dames, parce que, dit-il, outre qu'elles embellissent la caravane, ce sont elles qui font la meilleure réclame aux stations où elles sont passées, les rappelant à l'occasion au souvenir de leurs maris oublieux. Ce premier toast de notre Doyen, prononcé de cette voix nette, claironnante que tout le monde médical connaît, fut comme à l'accoutumée, pétillant d'esprit comme ce beau vin de France dont il lève sa coupe en l'honneur des Dames, sa coupe pleine du Vin même de cette Champagne à laquelle nous le devons.

Après l'agréable, l'utile ; après avoir toasté, notre infatigable Doyen conférencie alors sur les Eaux de Vals. Il nous montre à ce propos l'heureuse influence d'un maire sanitaire en nous dénombrant les progrès qu'il a trouvé réalisés après huit ans dans cette station qu'il baptise : le Royaume de la Boisson. Il nous rappelle sa spécialisation fonctionnelle dans la diathèse arthritique, concluant que lorsque l'estomac va, tout va. Mais, ajoute-t-il, par ces temps de blocs, une station, elle aussi, est un bloc, un tout inséparable, un médicament qui vaut par ses eaux certes, mais aussi par son ciel, son air, son ozone, sa température, ses radiations. Sur quoi, sous celles d'un soleil implacable, nous prenons le chemin d'Orange où nous arrivons à la nuit tombante, ayant reçu chacun notre billet de logement, tout comme aux manœuvres. Au fait, ne sont-ce pas des manœuvres scientifiques que nous accomplissons-là. Déjà les petits groupes se sont constitués par affinités ; on se cherche, on se retient des places, des coins de table, la caravane a pris vie.

Après dîner, avec quelques confrères, amis du pittoresque, nous voulons jouir du beau clair de lune de cette nuit limpide, calme et cependant vibrante et non morte comme nos nuits du Nord. Attractivement, nous allons d'abord vers cette triple porte géante que forme l'arc de triomphe de Marius, se découpant, avivé par la clarté lunaire, sur un horizon bleuâtre. Quelle impression de majesté nous ressentons, que nous complétons par la vision du gigantesque fronton du Théâtre Romain dentelant le ciel de sa silhouette. Nous errons ensuite par les rues toutes blanches de la petite ville et sur son cours aux superbes platanes.

Le mardi 29, dès six heures, nous nous installons sur l'impériale d'antiques omnibus, lesquels grinçant, tanguant, s'enfonçant dans la poussière, nous acheminent vers la station de Montmirail, par une route tout au long de laquelle nous passons en revue la végétation de la Provence, mûriers, amandiers, figuiers, micocouliers, chênes verts, champs de maïs et d'anis coupés par des haies de cyprès qui jettent leur note mélancolique dans cette gaîté du Midi, mais servent par contre à défendre du mistral. Nous apercevons la station blottie dans un fond à l'ombre des dentelles de Montmirail que domine le Mont-Ventoux. Tout celà sous un embrasement de soleil et une avalanche de poussière. Nous descendons et pénétrons dans une véritable oasis de verdure et de fraîcheur, d'où nous gagnons la grotte de la source verte. Nous voyons encore deux autres sources, l'une sulfureuse et l'autre ferrugineuse, puis nous constatons les progrès apportés à l'embouteillage. Les aimables propriétaires nous convient à vider une coupe de champagne sous une vaste tonnelle, cela sous l'œil curieux des patients qui attendent les effets de l'eau verte. Le tableau est d'un joli coloris sous ce soleil qui perce et que tamise le feuillage, d'un impressionnisme chaud qui aurait certes tenté Manet. Le professeur Landouzy, en quelques mots, précise les efficaces vertus de cette eau verte. Laxative et purgative par ses sulfates de soude et de magnésie, elle est l'égale des eaux de Püllna, Marienbad, Hunyadi Janos, et un patriotisme de bon aloi devrait nous la faire préférer. Quant aux deux autres sources, la sulfurée calcique convient aux dermatoses, à l'avarie et surtout aux maladies des voies respiratoires supérieures, sous la forme de pulvérisations

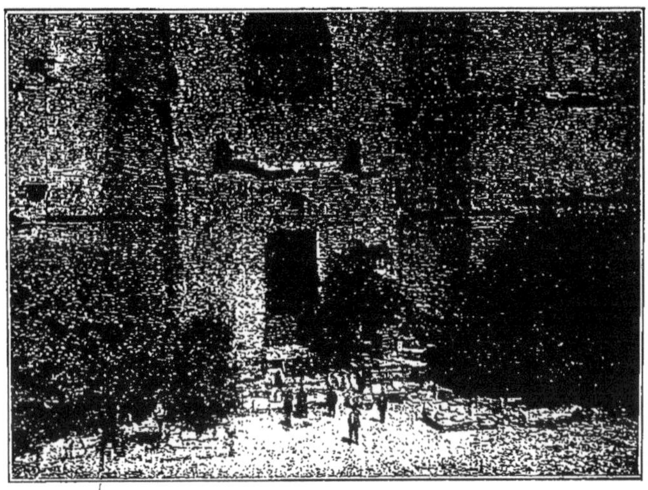

Le Théatre antique d'Orange

avec l'appareil à cascades. Enfin la source ferrugineuse froide agrée aux anémiques, aux convalescents auxquels le joli parc de l'établissement offre l'adjuvance de sa cure d'air. Mais Montmirail est surtout célèbre par sa source verte, émeraude, joliment enchassée et le plus beau fleuron de sa couronne. Nous quittons à regret cette fraîche thébaïde pour regrimper sur nos véhicules et regagner dans une trombe de poussière, Orange, où nous consacrons les quelques instants qui précèdent le déjeuner à la visite, sous le soleil cette fois, de l'Arc de Marius et du Théâtre Antique.

Le premier, plus grandiose encore dans cette lumière qui l'incendie depuis des siècles et qui nous permet d'admirer ses colonnes corinthiennes, ses frontons, ses bas reliefs avec leurs trophées d'armes. Quant au Théâtre Antique, voici le mur géant qui renvoyait les belles tirades aux oreilles attentives, aux âmes émues et ouvertes des milliers de spectateurs qui garnissaient ces majestueux gradins. Tout là-haut, du zénith, le soleil en un ciel turquoise, embrase cette arène de l'art, avive les crètes des murs qui s'écroulent envahis par une flore inconsciente, la flore des ruines, triomphe de la nature impavide sur l'effort de de l'homme, si gigantesque soit-il.

Après déjeuner, nous repartons pour Cette, soit trois longues heures à passer dans des wagons surchauffés, aussi le moindre arrêt est-il béni, et de tous les compartiments descendent des dames toujours charmantes, s'éventant à tour de bras, et s'écroulent des théories de messieurs en manches de chemises, sans faux-cols, réclamant à tous les échos de la limonade. La chaleur égalitaire avait aboli tout décorum, toutes préséances : professeurs. praticiens, jeunes internes, tous étaient en proie à la même soif ; si bien qu'au cours de l'un de ces arrêts, un brave autochtone qui se trouvait sur le quai, très intrigué, me demanda si ces gens n'étaient pas des pèlerins pour Lourdes ? Non, lui dis-je, ce sont des médecins qui voyagent pour étudier les eaux. C'est donc ça, me dit-il, qu'ils ont si soif. N'empêche que ces médecins sans redingotes ni faux-cols ont dû singulièrement bouleverser son entendement.

Nous descendons, au milieu des oliviers et des amandiers, la vallée du Rhône, voici Avignon qui surgit toute blanche, aveuglante de soleil avec la silhouette médiévale de son château des Papes. Nous saluons Tarascon, Beaucaire et nous nous enfonçons en plein vignoble. C'est à perte de vue une mer de pampres dont le beau vert chante à nos yeux, autrement que ce vert-gris des oliviers ou le vert noir des cyprès. Nous brûlons Nîmes, non sans un salut lointain à la Tour Magne, et nous continuons à serpenter à travers les vignes jusqu'à Montpellier, la vieille ville universitaire que nous traversons pour redescendre sur Cette où nous arrivons enfin, suant, nous hâtant pour embarquer sur le petit vapeur qui va nous faire traverser l'étang de Thau et nous conduire à Balaruc. Un dernier appel de sirène et nous voguons, bénissant la douche d'air frais qui nous décape.

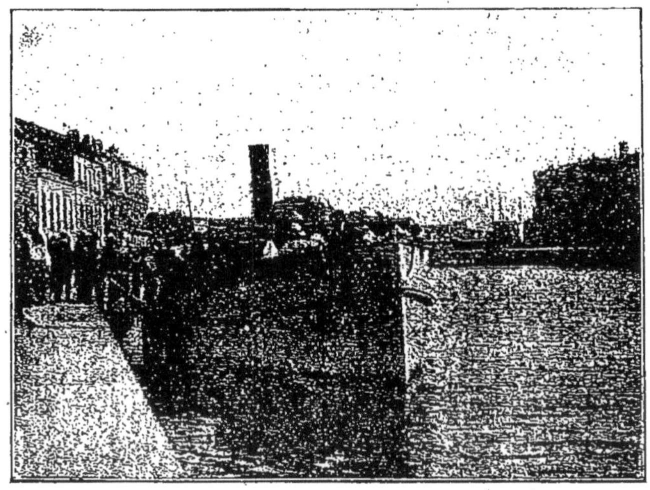

SUR L'ETANG DE THAU

A peine sommes-nous débarqués et avons-nous pénétré dans le parc ombreux de l'établissement que M. Landouzy, infatigable, nous entraîne à sa suite visiter les installations balnéaires bien aménagées. En une courte conférence, il nous apprend que les eaux chlorurées sodiques moyennes avec dégagement d'azote de Balaruc sont surtout employées en bains et aussi en boisson à titre purgatif. Il nous dit aussi que grâce à son climat doux et tempéré, à son air marin et balsamique par ses essences d'arbres, que grâce à ses eaux et à ses boues minérales et végétales, cette station est l'apanage des lymphatiques scrofuleux, des petits tuberculeux osseux, ganglionaires, et convient également aux artérioscléreux, arthritiques, goutteux, rhumatisants et à certains paralytiques hémiplégiques.

Un dîner savoureux clôture cette dure journée, et il nous faut reprendre encore une fois le train pour gagner Lamalou et notre lit. Ici, notre endurance et notre belle humeur furent mises à une rude épreuve par un brouettage de quatre heures, au bout desquelles nous finîmes par nous trouver au milieu de nos aimables confrères de Lamalou venus nous recevoir à la gare.

Le mercredi 30 au matin, dispos, avant que de pénétrer dans le parc, je m'arrête un instant pour saluer le buste du grand Charcot, de celui qui fut avec Privat et Duchesne de Boulogne, le grand prêtre de cet Elysée des ataxiques, des paralytiques et des nerveux. Dans une sorte de tabernacle de verdure, le maître sur sa stèle domine une vasque où chante un filet des eaux salvatrices, que flanquent deux beaux bas reliefs représentant l'un un ataxique que l'on descend dans la piscine, l'autre une leçon du maître à cette Salpétrière qui fut son champ de bataille. Mais voici notre Doyen, nous le suivons, et sous la conduite de nos confrères de la station, notre visite commence.

Lamalou qui en languedocien signifie le mal, la douleur, station de la douleur, est amie du chiffre trois, qui est, comme chacun sait, celui de la perfection. En effet, elle a eu, comme nous l'avons vu, trois grands prêtres et elle comporte une trinité bienfaisante sous les espèces de ses trois établissements, de ses trois âges : Lamalou le Bas ou l'Ancien, Lamalou le Centre et Lamalou le Haut ou le Jeune.

Après quelques détours dans le parc, nous arrivons à la source la plus anciennement connue. Située dans une galerie de mine taillée dans le roc, elle est d'un abord peu facile et peu engageant par la température élevée qui y règne. On compte environ une vingtaine de sources. Les eaux thermales lamalousiennes, bicarbonatées sodiques, arsenicales et ferrugineuses sont à la fois sédatives et reconstituantes ; leur température, leur action thérapeutique et aussi leur mode d'administration varient selon qu'elles surgissent en bas ou en haut. En bas, où la thermalité et l'alcalinité sont plus élevées, les eaux sont surtout employées dans des piscines bien aménagées, le dégagement d'acide carbonique est moins abondant qu'en haut. C'est le paradis des ataxiques et des paraplégiques. Dans la cour de l'établissement se trouve, en outre, une source de boisson. A Lamalou le Centre, si les eaux sont plus ferrugineuses, elle n'atteignent par contre que 20° ; aussi faut-il pour le service des bains et des douches les réchauffer par le serpentinage. En somme, Lamalou le Centre n'est qu'une sorte d'annexe hydrothérapique du bas. Par de belles allées, nous montons alors vers Lamalou le Haut, enfoui dans la verdure. Ici encore de nombreuses sources, et si la thermalité des eaux est moindre, en revanche la teneur arsenicale et surtout le dégagement d'acide carbonique est plus élevé. Lamalou le Haut, où l'on boit et se baigne, est par excellence le fief des enfants, des anémiés. Enfin, dans un coin du parc, on trouve une source alcaline, dite du petit Vichy. Après cette longue et intéressante visite, nous sommes conviés à un apéritif d'honneur, servi sous les frais ombrages des platanes et des chataigniers de Lamalou le Haut.

De cette course à travers cette trinité d'établissements fort bien aménagés et entretenus, de cette présentation des différentes naïades, l'impression qui frappe par dessus tout est que Lamalou est exclusivement une ville de cure, un véritable temple d'Esculape à trois autels. Est-ce parce que ceux qui y fréquentent sont bien de vrais malades, de grands douloureux revenus de la vanité des plaisirs, insensibles aux banalités mondaines, n'ayant plus qu'un objectif, ne plus souffrir, et qu'un désir, celui de guérir ? Toujours est-il qu'on ne respire pas ici cette atmosphère de scepticisme et de snobisme que l'on rencontre dans d'autres villes d'eaux. On sent que ceux qui sont accourus, sont des croyants qui ont mis leur espoir dans ces eaux et leur foi dans les médecins qui en disposent. Mais il nous faut redescendre banqueter et encore et toujours nous sommes les hôtes de Lucullus.

Après le toast de bienvenue du maire de Lamalou, auquel répond le professeur Landouzy, voici qu'un malade s'avance, qui vient au nom des autres œgrotants proclamer les bienfaits de la station, remercier les médecins de leur dévouement et nous proposer de lever nos coupes en leur honneur. Cette exubérance de reconnaissance eut son petit succès, puis l'on s'en fut au Casino entendre M. Landouzy vanter scientifiquement les avantages de Lamalou. C'est devant une salle comble qu'il prit la parole, car son auditoire habituel s'était augmenté de nombreux malades, quelques uns dans leur petite voiture, venus pour entendre les paroles d'espoir et de réconfort du Maître. Et il fallait suivre sur ces pauvres visages ravinés par la douleur, déformés par le rictus de la souffrance, la foi en des jours meilleurs.

Après avoir affirmé la renommée mondiale méritée de Lamalou, M. Landouzy en montre les multiples indications en même temps que les bienfaits de la rééducation motrice. Il insiste sur les effets merveilleux en l'espèce de la radioactivité des gaz rares, ce *quid divinum*, dont les chimistes se tiraient jadis en dénommant ces eaux, indéterminées, et dont on va sur l'heure nous fournir des preuves.

A cette fin, des automobiles nous emmènent à Colombières, où dans une gorge d'une sauvage et originale beauté s'élève provisoirement un petit hôtel très coquet sur l'emplacement qu'occupera l'établissement radiothérapique en préparation. Sous la conduite de M. V. Crémieu, docteur ès-sciences et du Dr F. Boissier, membres du Comité technique des recherches, nous visitons les travaux de captage de trois sources d'eau et surtout de gaz radioactifs. Le débit gazeux est de plus de 50 mètres cubes en 24 heures pour une seule des trois sources (source Crémieu). Celle-ci donne un peu plus de *900* milligrammes minutes d'émanation par jour. Des deux autres sources, moins abondantes comme débit gazeux, l'une donne une proportion plus forte encore d'émanation de radium. Il y aura là, une fois les travaux achevés, une véritable « mine d'émanation de Radium », en tout cas la plus importante production de France. Après le spectacle très nouveau de cette captation de gaz naturel, nous prenons le thé sur la terrasse de l'hôtel qui domine la jolie vallée d'Orb.

Aussitôt rentrés, chacun s'en fut dîner au gré des invitations et des relations. Personnellement, une vieille amitié me fit l'hôte du Dr Boissier. Voilà un nom certes qui, porté dignement pendant plus d'un demi-siècle par le père de notre confrère, mérite d'être ajouté à ceux de Privat, Duchesne et Charcot, car avec eux il a contribué au développement et à la prospérité de Lamalou.

Le jeudi 31, nous partons pour Béziers où nous déjeunons à la vapeur, au buffet, et nous nous dirigeons sur Carcassonne, viâ Narbonne, au milieu d'un superbe vignoble. Afin de ne pas risquer de mourir sans avoir vu Carcassonne, nous nous hâtons vers l'antique cité, où nous pénétrons sous un vrai soleil de plomb fondu qui nous tombe, non du haut des barbacanes, mais bien du ciel, tandis que d'un coup d'œil nous embrassons le grandiose ensemble des remparts brodés de machicoulis, de créneaux, de meurtrières sertissant de loin en loin des tours à poivrières agrémentées d'échauguettes. Nous franchissons la porte Narbonnaise et escaladons les enceintes au long desquelles nous rencontrons les Tours du Trésor, de Notre-Dame, de la Porte Rouge, de l'Inquisition et de l'Evêque. Nous revivons curieusement par la pensée ces temps du moyen âge, des Visigoths, de Saint-Louis, de Philippe le Hardi. Nous nous reposons dans les salles des gardes, de justice et nous

nous attardons aux échauguettes à contempler la ville assoupie à nos pieds, entourée d'une campagne verdoyante. Et nous nous figurons nos ancêtres assiégés, refugiés, gens et bêtes, dans cette immense arche de pierre. C'était devant le danger la grande famille communale se serrant au foyer pour la défense. Or, le foyer alors c'était le château, c'était l'Eglise. C'était le château quadrangulaire à cheval sur les deux enceintes que l'on

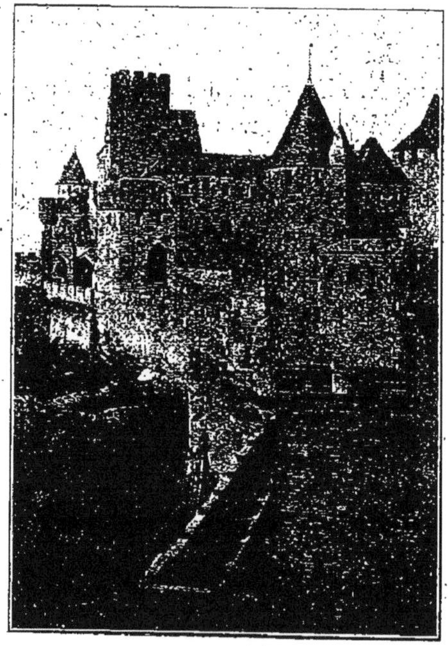

CARCASSONNE

voit près de la porte de l'Aude, c'était l'Eglise, c'était Saint-Nazaire, ce bijou d'architecture mi-religieux, mi-guerrier avec sa petite tour carrée romane garnie de créneaux. Si bien que, quand on considère toutes ces maisons étagées, confiantes à l'ombre de cette redoutable forteresse, on comprend, on s'explique la puissance de cette féodalité où l'on avait un maître dur parfois, certes, mais aussi un soutien qui le péril venu, vous ouvrait son aire et vous y défendait.

Après quelques moments de repos, le dîner nous réunit ce soir-là par cantonnements. A notre hôtel, assez nombreux, nous nous connaissions encore peu, mais la bonne chère aidant et surtout certaine blanquette de Limoux de joyeuse mémoire, due à la généreuse attention d'un de nos plus aimables laryngologistes parisiens, désireux de nous faire apprécier cette production réputée de son terroir, la glace fut vite brisée et fondue et le ton de la cordialité s'éleva bientôt au diapason d'un entraînant pot pourri-revue des vieilles chansons du quartier latin et autres refrains célèbres. Les soprani des gracieuses femmes de nos confrères renforcèrent heureusement les notes graves de leurs maris, si bien que, influencés par ce gai sang de la vigne et aussi sans doute par la vision méridionale de l'après-midi, tout naturellement nous entonnâmes la chanson de la Vigne, qui remonterait, paraît-il, au XVIIe siècle et servait à entraîner les lansquenets. Et elle fut cette fois encore si entraînante, qu'elle nous bouta hors notre hôtel et nous amena, gais et chantants, sur la place, au grand ébahissement des indigènes et aussi de nos autres confrères en train de prendre le frais et de boire glacé. De cet instant le charme fut rompu. Galatée se tut le cant reprit ses droits et je regagnai ma chambre, non sans un dernier regard à la Cité, dont la masse sombre hérissée de pointes et de tours se profilait sur le ciel étoilé, baignée par la clarté bleuâtre de la lune, à la manière d'un Robida.

Le *Vendredi 1er Septembre*, de grand matin, nous gagnons Alet, jolie bourgade verdoyante et reposante, chère jadis aux bénédictins de l'an mille, qui y ont laissé leur souvenir sous les espèces des curieux vestiges d'une cathédrale dont subsistent encore un porche roman très pur et une abside qui font présager de la grandeur passée de cette abbaye. Mais la crénothérapie nous réclame, y compris l'expérimentation d'une piscine tentante dans laquelle se précipitent à l'envi nos confrères, nous faisant admirer leurs prouesses natatoires, après quoi nous goûtons aux diverses sources et pérégrinons au bord de l'Aude, à travers un parc pittoresque, parmi des parterres fleuris, tout en écoutant le Maître Landouzy nous affirmer que les eaux bicarbonatées calciques chaudes (32°) légèrement ferrugineuses et

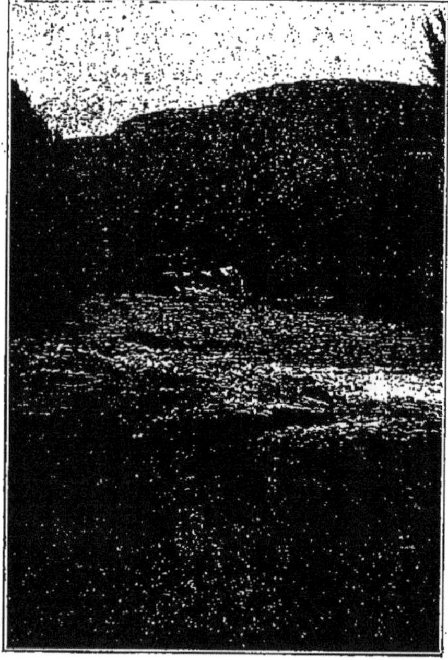

L'Aude a Alet

arsenicales d'Alet sont l'apanage bienfaisant des gastropathes, des dyspeptiques, des nerveux, des convalescents, des anémiés. C'est l'eau de table par excellence. Cependant, voici qu'une administration accueillante et éclairée nous convie à déguster certaine blanquette de Limoux dont nous avons une récente souvenance. Nous toastons à l'avenir de cette charmante et fraîche station, véritable oasis, où il ferait bon se reposer par ce soleil de feu, alternant les délices de la blanquette avec les bienfaits réparateurs de l'eau ; mais il nous faut repartir pour Saint-Paul-de-Fenouillet, d'où nous gagnons la station de la Fou, située à l'entrée des gorges de ce nom, dominant le torrent de l'Agli.

Cette station récente, très coquette, fait pour la première fois accueil au **V. E. M.** et de façon fort aimable. En une visite détaillée, nous nous convainquons que tous les traitements hydrothérapiques peuvent y être avantageusement suivis. Un déjeuner bien servi dans la salle à manger de l'hôtel, enguirlandée de fleurs, nous fait priser encore davantage le menu. Répondant aux toasts qui sont portés, le Professeur Landouzy, qu'on pourrait élire sans conteste, Prince des toasteurs, dit les vertus laxatives et diurétiques des eaux de la Fou, eaux sulfatées calciques, magnésiennes, ferrugineuses et aussi, affirme-t-on, radioactives. A ce propos, il nous met en garde, avec raison, contre ce qualificatif raccrocheur qu'on emploie trop volontiers. Toutes les eaux sont peu ou prou radioactives, ce qui l'est surtout c'est le soleil, c'est l'air, l'atmosphère, c'est la flore, c'est l'ambiance en un mot.

S'adressant ensuite au vieux confrère, médecin de la station, véritable type balzacien, qui, dans son toast, avait parlé de son infimité auprès d'une des gloires de la Médecine, notre Doyen eut un bien joli couplet, très applaudi d'ailleurs, sur le médecin de campagne livré seul à lui-même, sans consultant pour le couvrir, vivant maigrement, obscur, ignoré, sorte de maître Jacques devant pourvoir à tout, sans cesse, et cela sans honneurs ni profits, dans un coin perdu de montagne. Certes, il y a encore et il y aura toujours des Benassis pour l'honneur de notre profession. Cependant il est bon que de temps à autre des hommes parvenus au faîte des consécrations, jettent un regard vers eux, leur adressent un salut respectueux et des paroles de remerciement et d'encouragement. Par ces temps de puffisme et d'arrivisme à outrance, cela est d'un haut enseignement, aussi bien confraternel que général. Tout en nous dirigeant vers la gare, nous admirons le site grandiose où va se développer cette jolie station adossée à sa colossale falaise de calcaire. Nous roulons vers Amélie, brûlant Perpignan pour entrer dans la vallée du Tech, où nous traversons des massifs de chênes liège et voyons se profiler au loin le Canigou, ce géant des Pyrénées. La vallée se retrécit, nous sommes dans le Vallespir, enfin à Amélie.

Après le dîner, commença la série des réjouissances que nous réservait cette charmante station dont nous allions être les hôtes pendant trois jours et qui nous a laissé à tous un aimable souvenir. Pour débuter, un vin d'honneur nous est offert, aux sons de la Musique Municipale, sur la terrasse du café des Thermes. La bienvenue nous est souhaitée par notre confrère, le Dr Pujade, député de l'arrondissement et maire d'Amélie, descendant de cette dynastie des Pujade qui contribua au développement de cette station. Municipalité, confrères, population nous font l'accueil le plus affable et le plus gai.

Le samedi 2, dès six heures, nous nous installons dans une série d'invraisemblables véhicules antédiluviens destinés à nous faire atteindre les 1,130 mètres d'altitude de La Preste, et cela après 32 kilomètres d'une route belle et pittoresque, mais malheureusement en réfection pour la construction d'un tramway électrique. Lentement nous nous élevons, passons à Arles, laissant et dominant sur notre gauche le Tech qui va s'enfonçant dans la gorge qui se resserre. Voici les trois tours de Cabrens qui surgissent, vestiges de fortifications anciennes, puis la vallée va s'élargissant; nous apercevons des pics lointains neigeux et nous arrivons à Prats-de-Mollo, ancienne résidence des rois d'Aragon, où nous pénétrons par une porte. Des restes de vieux remparts témoignent de l'importance passée de cette capitale du Haut Vallespir et surtout son église tout à la fois romane et gothique, mi-forteresse avec sa tour sarrazine, qui renferme de beaux retables et nous montre le curieux aménagement cultuel des sanctuaires espagnols avec leurs Christs et Vierges vêtus de façon aussi imprévue que moderne, et entourés d'une profusion de cierges et d'*ex-voto.*

Nous continuons notre ascension, laissant le Canigou derrière nous. La vallée se retrécit, les flancs de la montagne deviennent plus abrupts ; par-ci par-là le rouge bonnet d'un chevrier accroche notre regard. C'est enfin la tour du Mir que nous laissons sur la gauche, puis à droite

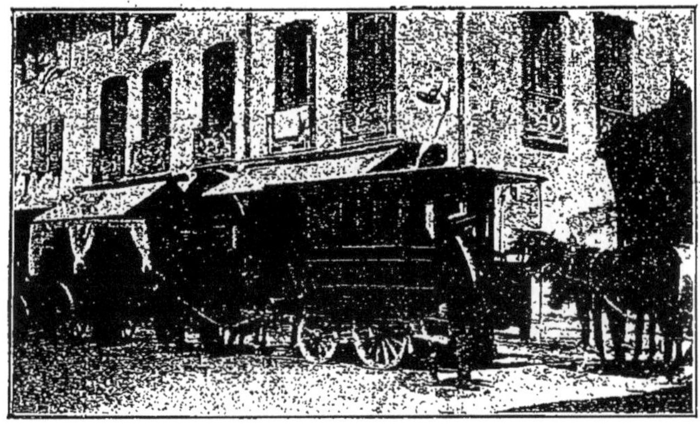

PRATS-DE-MOLLO

le village de La Preste pour arriver directement à l'établissement thermal où nous sommes affablement reçus par le Dr Boix, administrateur de la nouvelle Société. Dominé par le pic de Costabonne, l'établissement a subi, ces temps derniers, d'heureuses améliorations et bientôt un palace hôtel très confortable s'élèvera dans le fond de ce cirque grandiose. Mais nous visiterons tout cela après déjeuner, car voici plus de six heures que nous ascensionnons ; aussi goûtons-nous particulièrement à cette altitude l'exquis repas qui nous est servi, louant en notre estomac reconnaissant le confrère gourmet, l'aimable amphytrion qui l'ordonna. Nous prisons fort ensuite le toast spirituel et les remerciements qu'il adresse à notre Doyen et applaudissons à son exposé clinico-humoristique ou baptisant La Preste, Uropolis ; il nous la montre le Paradis des périnées, justifiant sa devise : « Venez vider vessie ! » Devant ces boutades, notre spirituel Doyen ne devait pas, bien entendu, rester en reste.

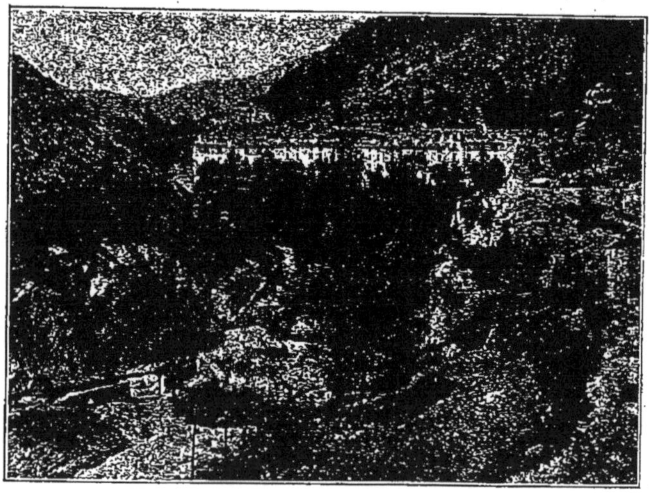

La Preste

Après avoir affirmé à notre confrère Boix qu'avec son imagination il pourrait être la fée bienfaisante de la Preste, il rappelle que ces eaux, qui faillirent connaître les arcanes d'une vessie impériale et leur voie urétrale, sont sulfo-alcalines, siliceuses et spécifiques des catarrhes des voies génito-urinaires. Aseptisantes par excellence, elles méritent une renommée mondiale à l'instar de Vichy. Ce sont plus que des eaux gynécologiques, ce sont des eaux de Jouvence, des eaux reproductrices à préconiser en nos temps d'hyponatalité. Boire dans la montagne, dit-il encore, est une adjuvance de choix et surtout dans ce Vallescure où se trouvent réunies la longue insolation, l'absence de vent et de poussière. Et humoristiquement, il conclut à son tour, que s'il devait faire le choix d'un gendre, il lui imposerait comme veillée des armes, une neuvaine à la Preste, à la Preste grâce à laquelle blessure d'amour ne dure pas toujours ! Après cette passe d'esprit, nous visitons l'établissement et repartons charmés et convaincus de la justesse de l'épigraphe de la buvette :

O fons Prestœ, ad te clamaverunt
Patres nostri et salvi fuerunt.

Après cela nous redescendons sur Amélie, où nous arrivons poudrés à point, juste à temps pour prendre part au banquet servi dans la salle des Thermes Romains, où nous sommes les hôtes de la famille Pereire qui, avec la dynastie des Pujade, s'emploie si heureusement au développement d'Amélie. Au cours de notre festin nous entendons la Cobla Catalane, venue nous donner l'aubade. A la vérité, thèmes et instruments sont bien adéquats. A cette musique gaie, sans flonflons, nerveuse, vive, non sans une pointe de gravité et de poésie, conviennent ces instruments, dans lesquels s'allient la vigueur éclatante du cuivre, au velouté, au grave du bois. Peu d'accompagnement et de contre temps, tout chante, hautbois, cors à anches, flabiols, bassons, tout vibre sans trivialité, avec grâce, harmonieusement. Pour terminer et être couleur locale, on donna, pour ceux qui ne connaissaient sinon la pièce, du moins la fatigue, *Miss Helyett*. Personnellement, je renonçai à retrouver l'homme de la montagne, préférant aller rêver du Canigou.

Le dimanche 3, nous aiguillons pour commencer sur Elne. Nous y trouvons une ville déchue, réduite à un gros bourg. De son importance passée, puisqu'elle était le siège d'un évêché, il ne reste plus, pour en témoigner, que sa cathédrale, mélange de forteresse, et surtout le cloître qui en dépend, dont nous admirons la colonnade bien restaurée et surtout les chapiteaux, aux motifs réalistes, comme les sculptaient volontiers les ymagiers du temps; ces naturalistes, ces satiristes médiévaux, dont la pierre et le marbre de nos cathédrales étaient les tablettes où ils manifestaient leur naïveté à la fois voluptueuse et mystique.

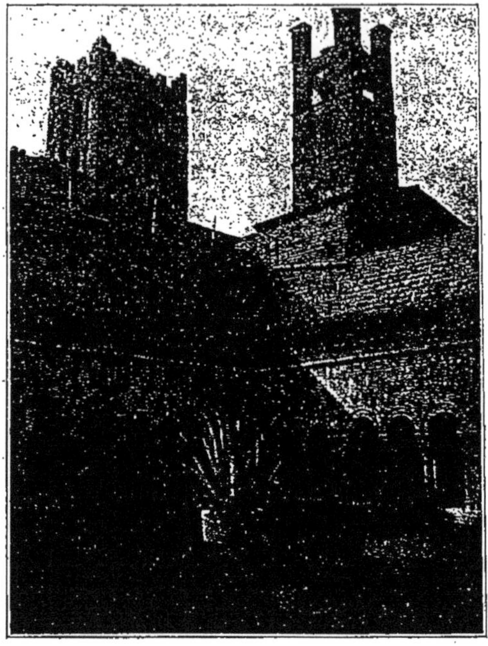

LE CLOITRE DE L'ELNE

Après cette halte nous descendons vers la Mer, vers Banyuls où nous gagnons la plage des grandes Elmes, crique ensoleillée, abritée des vents, où est construit le sanatorium marin pour enfants, fondé par notre confrère Armaingaud et M. Lafarge. Destiné à recevoir des enfants prétuberculeux, scrofuleux, rachitiques, on y pratique le traitement préventif par le grand air, la suralimentation, la gymnastique respiratoire et ainsi, avec l'aide du climat d'une exceptionnelle douceur qui s'y ajoute, on régénère, bon an mal an, une centaine de petits tarés. Après une visite détaillée et de judicieuses explications de notre confrère Directeur qui nous convainquent de la haute portée sociale de cette œuvre, nous avons hâte, nous aussi, de jouir de la Mer. Et ainsi, selon les goûts, les uns vont s'installer à l'ombre des platanes du cours qui borde le petit port, d'où ils embrassent, en un coup d'œil enchanteur, devant eux la Méditerranée saphirique où glissent au large les voiles blanches et brunes des barquettes de pêche ; à gauche, les toits rouges des maisonnettes roses du pays qui

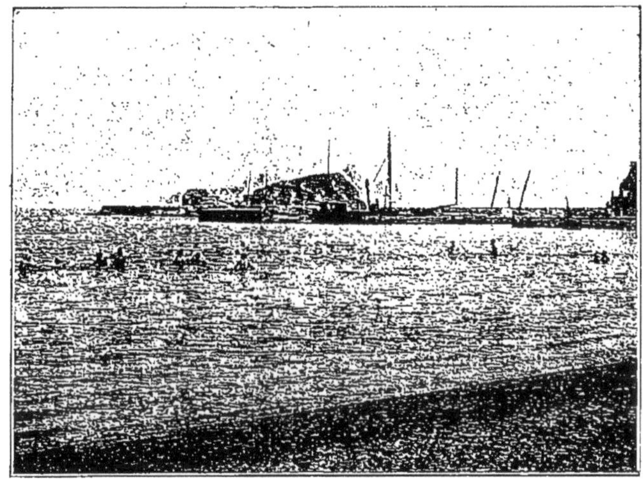

Le Bain a Banyuls

s'étagent au soleil et se découpent sur le bleu turquoise du ciel ; à droite enfin, le laboratoire Arago sur son rocher. Tout cela dans une transparence, une luminosité de féerie, d'apothéose. D'autres ont préféré le sein d'Amphitrite et s'y ébattent en grands enfants. Pour ma part, des attirances zoologiques me dirigent vers le laboratoire malheureusement fermé. Installé dans une anfractuosité, je m'absorbe dans la contemplation de ce petit coin de paradis qu'est Banyuls. Comme il ferait bon vivre ici, au milieu de ces pêcheurs, de ces vignerons exubérants et grisants par leur faconde, gracieux et harmonieux dans leurs gestes. Les gens du Nord ont sans doute la force, la persévérance, ils sont, affirme-t-on, l'avenir, n'empêche que ces latins seront toujours la grâce, la beauté, la poésie. Affaire de ciel et de soleil.

Mais de notre pélerinage à la Méditerranée nous devions emporter un autre souvenir non moins agréable, celui d'une bouillabaisse pantagruélique agrémentée d'excellents vins du crû, Banyuls et Rancio. Après ces agapes, un verre d'eau du Boulou, ce petit Vichy du Midi était indiqué, aussi fûmes-nous finir notre après-midi dans cette charmante station où, dans un joli parc ombreux, nous nous abreuvons à qui mieux mieux à la source, d'une eau fraîche et pétillante. Après le sacrifice à Bacchus, ce rafraîchissant contact avec la naïade nous convainc par l'expérience, *in anima vili*, de la justesse de l'affirmation du professeur Landouzy nous vantant les bienfaits de ces eaux bicarbonatées, sodiques et ferrugineuses, dans les dyspepsies.

Nous visitons ensuite l'établissement bien aménagé lequel, grâce à la douceur du climat, peut rester ouvert toute l'année. En attendant le retour, nous nous reposons dans la fraîcheur du parc. Nous rentrons enfin à Amélie, où un nouveau banquet somptueux nous attend aux Thermes Pujade. Ici encore chère exquise, toasts cordiaux et grande liesse. Nous entendons alternativement pendant le repas la Cobla et la Chorale d'Amélie dans des chants catalans, exaltant tantôt l'amour, tantôt la beauté fière du Canigou ; vraies ballades de troubadours naïfs et sincères. Mais le très sympathique député et maire d'Amélie, le Dr Pujade, traditionnaliste éclairé, tient, après avoir flatté nos palais et nos oreilles, à charmer encore nos yeux, et pour ce, nous convie à assister dans les jardins de l'Hôtel à des danses catalanes : cascabaillade et entreillissade. Et c'est pour nos yeux une fête d'eurythmie et de grâce que de voir ces jeunes couples, les garçons, coiffés et cravatés de rouge, les pieds chaussés d'espadrilles aux rubans haut croisés sur leurs jambes nerveuses, et les jeunes filles, dans leurs atours simples et coquets, avec leurs tabliers de soie, leurs guimpes et leurs coiffures, mimer, baller ces danses de caractère dont tiennent notre pavane et notre passe pied.

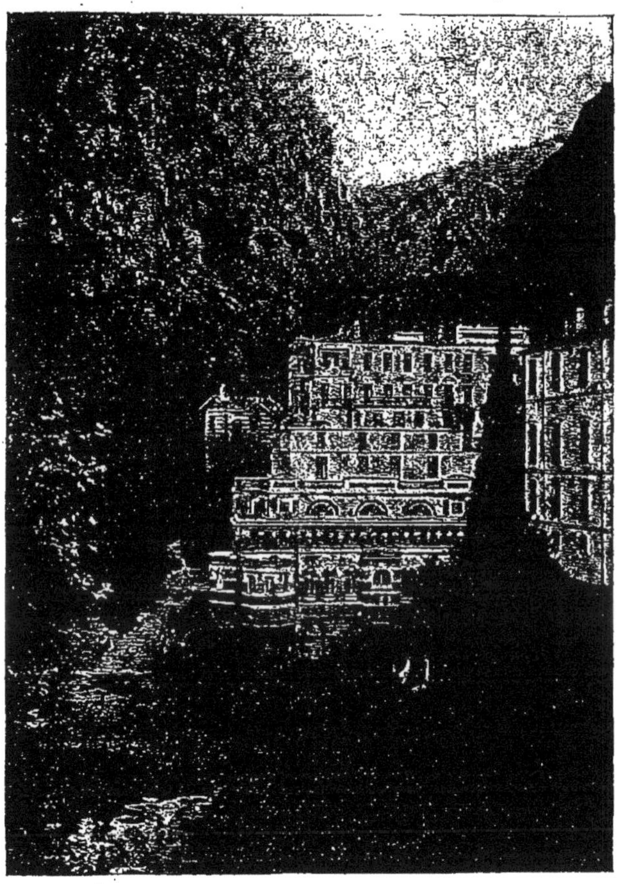

Amélie-les-Bains
Les Thermes — Pujade

A la suite de cet intermède chorégraphique nous descendons, escortés des musiciens, danseurs et chanteurs, à travers les rues pavoisées, illuminées et pleines de monde, vers la place de la République. Tout Amélie est dehors et en fête pour nous honorer. Les danses s'organisent et nous assistons du haut du balcon de la Mairie à la joie de cette aimable population. C'est un chatoiement de couleurs, un braisillement d'illuminations, un mélange de cris de joie, d'appels, d'airs de danse, un trémoussement général qui soulève des nuages de poussière. Il est déjà tard, et demain encore, la journée sera chaude et chargée.

Le lundi matin 4, nous commençons la visite des divers établissements par l'hôpital militaire. Sous la conduite du Médecin en chef, assisté de plusieurs de nos confrères de l'armée, nous apprécions les installations balnéaires et surtout le beau parc où viennent se remettre de leurs campagnes anémiantes ou vulnérantes nos officiers et soldats. De là, par un pont, nous gagnons directement les Thermes Pujade, dont les honneurs nous sont faits par le représentant de la Dynastie fondatrice, notre confrère, député et maire d'Amélie. Avec lui nous constatons les améliorations successives qui ont été apportées, grâce auxquelles cet établissement répond à tous les desiderata balnéothérapiques modernes. Après la visite des Griffons, nous parcourons le parc et nous nous engageons dans la pittoresque gorge du Mondony. Due à une faille qui s'est produite dans le granit, elle est vraiment grandiose avec ses murs d'une élancée de plus de 100 mètres, sa cascade d'Annibal, son torrent qui dévalle des hauteurs de Mon talba que domine l'ancien ouvrage de Fort-les-Bains. Mais il nous faut revenir pour visiter les Thermes Romains où nous remarquons, outre une installation confortable, la vaste salle d'entrée et l'antique piscine romaine, curieuses toutes deux par leur architecture. Après cela nous entendons M. Landouzy nous détailler les ressources d'Amélie-les-Bains, qu'on a appelée à juste titre : La Perle des Pyrénées. Avec ses 39 sources sulfurées alcalines, dont 30 utilisées, avec ses 20.000 litres de débit par jour et leur température variant de 23° à 62°, les indications de cette station sont multiples et précieuses. Elle réclame pour ses eaux tous les rhumatisants, les arthralgiques, tous les tarés des muqueuses respiratoires et vésicales, les spécifiques, les affectés de dermatoses, et de plus, par sa situation abritée privilégiée, son climat sec et chaud : les affaiblis, les anémiés, les prétuberculeux. Aussi, M. Landouzy baptise-t-il Amélie-Héliopolis, cette partie d'Amélie sise sur la rive gauche du Tech, au pied des derniers contreforts du Canigou qu'on appelle dans le Pays : la petite Provence.

Après déjeuner nous reprenons le chemin d'hier : Le

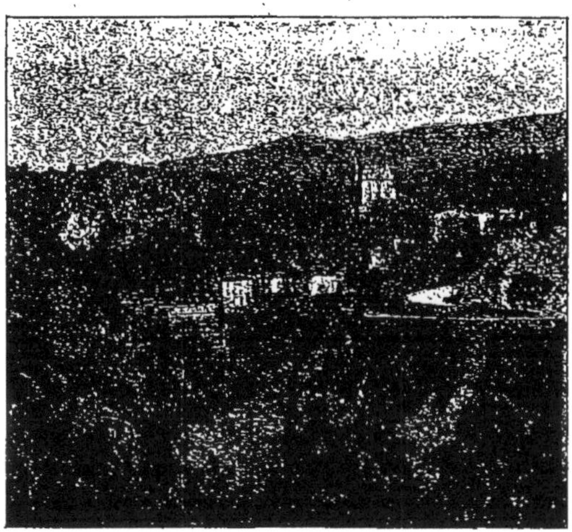

Molitg

Boulou, Perpignan et nous remontons la Vallée de la Tèt, qui va se rétrécissant. Nous contournons le Canigou qui est notre axe depuis trois jours et nous voici à Prades d'où des voitures nous emmènent rapidement vers Molitg par une route ombragée qui, sinueusement, s'élève à travers un paysage luxuriant. Bientôt nous apercevons, dominé par les ruines du château de Paracols, l'établissement thermal accroché au flanc de la montagne, surplombant la belle vallée au fond de laquelle sursaute et s'emporte le torrent de la Castellane.

Nous mettons pied à terre dans un parc ombreux aux

essences variées. Après la visite de l'établissement, bien compris, en quelques mots M. Landouzy nous signale les avantages des eaux sulfureuses alcalines de cette station, leur dégagement d'azote et surtout leur richesse en barègine (sulfo-bactéries) qui fait employer leurs boues onctueuses avec succès comme topiques dans les dermatoses. Si, à cela, on ajoute l'action élective et modificatrice de leur soufre sur les muqueuses des premières voies respiratoires et de la vessie, en même temps que l'altitude reposante où on se traite on s'explique la faveur dont jouit Molitg. Après ce relai, nous descendons, dans la fraîcheur du crépuscule, sur Prades. Nous reparcourons la vallée de la Castellane, traversons Villefranche de Conflent, aux murs démantelés et, par une lumineuse soirée lunaire, nous montons lentement vers le Vernet, où l'acceuil le plus cordial nous est fait par le Directeur et le Médecin de la station. Après le dîner dans les hôtels somptueux, nous nous retrouvons dans les salons du Casino pour passer la soirée. Tandis que les uns devisent en fumant un cigare, d'autres bridgent, certains font un tour de valse, voire un tour dans les jardins, par cette délicieuse soirée.

Le mardi 5, de bonne heure, nous nous retrouvons dans le parc, dont nous admirons les pièces d'eau et leurs cygnes, les palmiers et magnolias, les massifs de fleurs, les pelouses, que traverse le Cady. Et cela dans une atmosphère idéale de lumière et de fraîcheur, alors qu'ailleurs il doit faire, à cette heure, une chaleur torride. Car c'est bien à cette fraîcheur en été, et à la douceur de sa température en hiver, due à son abritement, que le Vernet doit sa renommée mondiale méritée de Station climatérique. Après un tour dans le village, nous commençons notre visite crénologique par l'établissement Mercader. Nous y trouvons réunis, ainsi qu'à celui des Commandants, tous les modes hydrothérapiques perfectionnés : douches, humages, pulvérisations, entéroclyse, y compris une belle piscine romaine dans le dernier. Les différentes sources, étagées sur les deux rives du Cady, fournissent un véritable déluge d'eaux sulfurées sodiques, allant de 8° à 66° et contenant, pour la plupart, de la barégine, de la glairine (conferves). A qui, en conséquence, devrons nous conseiller une cure au Vernet ? Aux rhumatisants, aux algiques, aux prétuberculeux, aux bronchiteux, aux lymphatiques, aux adénoïdiens, aux névrosés, aux dermatosiques, aux traumatisés, aux avariés, aux convalescents. Et cela, hiver comme été. Envoyons-y encore tous nos surmenés pour s'y reposer l'esprit et les yeux, et

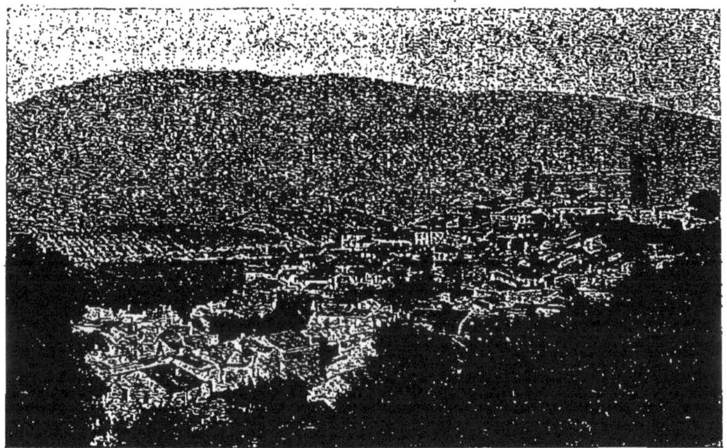

LE VERNET

tous nos intoxiqués pour y vivre une vie végétative dans la belle nature.

Après déjeuner, nous entreprenons l'ascension de Saint-Martin du Canigou, dont dépendait jadis le Vernet. Par un lacet abrupt, nous montons et, tandis que nous pélerinons lentement, la cloche de l'Abbaye se met à nous sonner, à défaut de la charge, un appel clair, gai, dont le carillon va s'épandant, se répercutant, s'égrenant. Accolée au flanc du Canigou, à environ 1.100 mètres d'altitude, l'Abbaye a été restaurée, dans son état primitif, par les soins érudits de Monseigneur de Carsalade du Pont, évêque de Perpignan, celui-là même qui vient au-devant de nous en soutane violette. Personnalité vraiment curieuse et sympathique que cet évêque montagnard, aux traits fins et ascétiques, figure de diplomate dont la volonté est enrobée d'aménité. Un Monseigneur Myriel, moins rond et plus romain. Après nous avoir accueillis affablement, et fait, pastoralement, les honneurs de son cloître, qu'il habite l'été, et de son église romane ; arrivé dans sa chambrette, d'où la vue embrasse devant soi l'altier Canigou, brodant la blancheur de ses glaciers sur l'azur du ciel, l'évêque, s'adressant à M. Landouzy, eut cet aveu plein de finesse et de réticences : Monsieur le Doyen, vous qui êtes, je le sais, un grand savant, voilà pour ma part, modeste pasteur, tout l'horizon qui suffit à ma vie et la remplit ; le Canigou, dont mes yeux ne cessent de s'émerveiller, et le Ciel, que chaque jour j'invoque pour tous. A quoi, M. Landouzy de répondre, non moins finement : que toute vie est belle et louable, qui se propose, s'emploie à la recherche de la vérité.

Après cela nous redescendons, accompagnés de Mgr Carsalade, qui, en vrai pasteur, veut nous mettre dans la bonne route. Et, ce spectacle était vraiment saisissant que de voir, dans ce chemin rocailleux, cette fine silhouette violette s'enlevant sur la masse sombre des rochers et le vert de la pinneraie, dont toute la vie était dans les yeux et la grâce dans l'attitude et la main qui tenait, en guise de crosse, l'alpenstock recourbé. A notre rentrée au Vernet, un somptueux banquet nous attendait, que suivit une représentation au Casino.

Le mercredi 6, nous gagnons en voiture la gare de Villefranche pour nous rendre à Thués par la nouvelle ligne électrique qui est une merveille de l'art de nos ingénieurs. S'élançant de roches en roches au-dessus du torrent de la Têt par les audacieux ponts Séjourné et Gisclard, elle fait l'admiration de tous les voyageurs. De Thués, nous descendons vers Canaveilles, petite station régionale dont les eaux sulfureuses thermales sont appréciées, puis nous remontons à Thués qui est en pleine transformation d'accroissement. Riche de nombreuses sources d'eaux sulfurées sodiques dont la température va de 30° à 80°, sise dans un site enchanteur, cette station, dès qu'elle sera aménagée, connaîtra certes une vogue justifiée.

Après déjeuner, nous réintégrons le car électrique qui nous élève à Mont-Louis, vieille ville fortifiée, ancienne capitale de la Cerdagne française, à 1.600 mètres d'altitude.

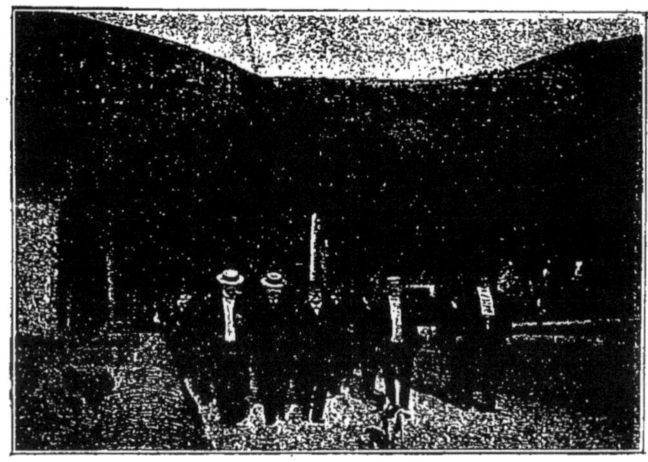

CANAVEILLES

En entrant dans la Cerdagne, nous pénétrons dans un véritable eden. Cette curieuse province qui, depuis quelques années seulement attire l'attention des touristes, a conservé de ce fait, en grande partie encore ses mœurs, ses traditions, ses croyances comme nous allons le voir. Des voitures sont là, en effet, qui nous attendent pour nous emmener à Font-Romeu. La route monte toujours et nous atteignons à ce village l'altitude de 1.775 mètres. Nous nous rendons aussitôt à l'ermitage célèbre par son pèlerinage à la Vierge Noire, Notre-Dame de Font-Romeu, qui doit avoir justement lieu ces jours-ci et où se joignent Cerdans français et espagnols. Nous trouvons une petite chapelle curieuse surtout par ses innombrables *ex voto*, témoignages d'une foi simple, sincère. Ce sont des béquilles, des morceaux d'étoffe, des boucles de cheveux, des moulages malhabiles de membres en cire. Tout cela voué à la reconnaissance de la Vierge Noire, à l'intention de laquelle un prêtre présent entonne pour nous un *goig*, sorte de cantique harmonieux dont nous reprenons volontiers en chœur le refrain. De là, à pied, nous descendons sur Odeillo, par bois et coteaux, au sommet d'un desquels la Compagnie du Midi fait édifier un très bel hôtel d'où la vue sera enchanteresse. A Odeillo, nous retrouvons nos voitures qui nous amènent aux Escaldes, la plus haute station de France, puisque à 1.350 mètres. Etablissement et hôtel sont pavoisés à notre intention aux couleurs françaises et espagnoles, et sur un transparent sous lequel nous passons, nous lisons : « Honneur aux Sommités Médicales », ce dont nous prenons chacun pour notre grade.

Nous sommes ici les hôtes, et de M. Agusty, l'aimable propriétaire de la station et électoralement du très sympathique député et chantre de la Cerdagne française, M. Emmanuel Brousse, lequel nous accompagne et nous pilote depuis notre entrée dans son fief. Au dîner comme toujours très gai, les toasts sont à signaler. Un confrère du pays nous porte le sien en catalan. M. Brousse nous dit sa joie de nous recevoir dans son beau pays, en termes virgiliens ; enfin, M. Landouzy, une coupe dans chaque main, quelle débauche de champagne, pour se conformer, dit-il, à l'hymne cerdan : *Meytat de Fransa, meytat d'Espana,* porte la santé des deux Cerdagnes, l'entente cordiale des deux pays. En ces heures graves et menaçantes, ce toast est particulièrement applaudi, ainsi au reste que son avis humoristique aux femmes de nos confrères, de s'attendre à voir leurs maris embrassés demain à Puycerda par les enthousiastes dames espagnoles. Et la soirée se termina à deviser, tout en considérant la série des pics bleuâtres, frangés d'argent par la lune.

Le jeudi 7, à la première heure, nous visitons les sources et l'établissement. A vrai dire, les Escaldes (aguas caldas, eaux chaudes) sont plutôt une kurhaus qu'une station. On y vient en famille, beaucoup d'Espagne pour s'y reposer, respirer dans la fraîcheur, y faire la *marinade*, selon le terme du pays, au moins autant que pour s'y soigner. Cependant les eaux sulfurées sodiques y sont très abondantes et leur thermalité étendue de 15° à 45°. On y boit, on s'y baigne et l'on y soigne avec succès les arthropathies, les scrofuloses, les adénopathies, les dermatoses, le lymphatisme et aussi, grâce à l'altitude, aux essences résineuses des bois environnants, grâce à l'abritement, la prétuberculose. Mais nos postillons nous pressent de partir pour l'Espagne. Nous dévalons pour l'atteindre une vraie route de Touraine, parmi de riches mas et de luxuriants vergers. Nous brûlons Ur et la mélancolique devise de son clocher : « Ultimam Cogita » qui n'évoque en nous, dans notre joie présente de vivre, aucune réflexion morose. A gauche, nous cotoyons la curieuse enclave espagnole de Llivia, dont l'erreur remonte au mariage de Louis XIV et serait imputable, paraît-il, à Mazarin. Nous traversons Bourg-Madame, son pont sur la Raour qui délimite la frontière et nous faisons notre entrée en terre espagnole, à Puycerda, par des rues étroites, aux maisons ornées de longs balcons garnis d'aimables espagnoles qui nous saluent et nous sourient. Ollé ! Ollé ! Nous nous rendons au cercle où nous sommes reçus par le Conseil communal. Après un réconfortant déjeuner, nous nous dirigeons alors vers la salle du Casino brillamment pavoisée, arborant en exergue au-dessus de sa scène, à côté du monogramme, **V. E. M.**, les deux premiers vers du refrain de l'hymne cerdan :

M cytat de Fransa, meytat d'Espana.
No hi ha altra terra, com la Cerdana.

En notre honneur chants cerdans et danses catalanes alternent, puis M. Marti, directeur du cercle, nous fait part de la joie qu'il a à saluer à nouveau le **V. E. M.** et ses fondateurs, après huit ans. M. Landouzy l'assure du plaisir qu'il a ressenti lui-même et de l'excellent souvenir que nous emportons tous. Là-dessus violent coup de tonnerre et orage bienfaisant qui abat la poussière et raffraichit la route pour notre retour aux Escaldes.

Le vendredi 8, dès six heures, nous montons en voiture

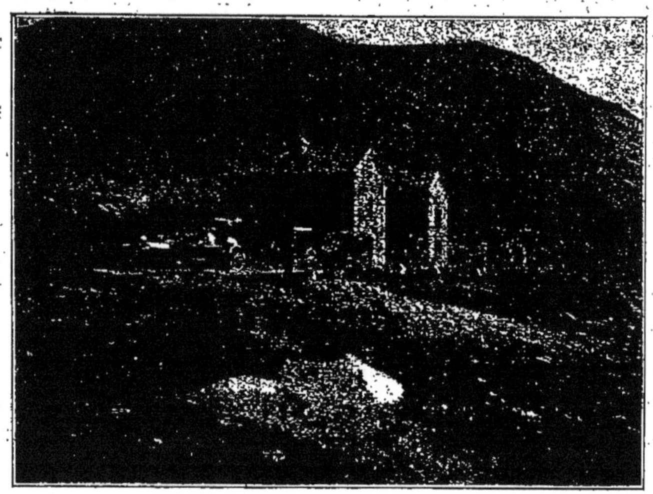

LE COL DE PUYMORENS

pour une superbe randonnée de 55 kilomètres, Ax-les-Thermes, par la vallée du Carol, le col de Puymorens et l'Hospitalet. Après avoir refait la route jusqu'à Ur, nous nous engageons dans la vallée de Carol, gorge profonde, resserrée entre des monts dénudés, craquelés, qui vont s'effritant, s'éboulant, se touchant presque par endroits. Nous avançons dans du grandiose et du tourmenté, passons sous les tours de Carol et montons vers Porta.

A droite nous apercevons les ruines de la Tour Cerdane qui jadis défendait l'entrée de la Cerdagne, et, enfin, le col de Puymorens qui sépare celle-ci de la vallée de l'Ariège. Nous atteignons ce dernier après de nombreuses et lentes sinuosités. A cette altitude (1.920 m.) l'air est vif et frais, nous en jouissons tout en jetant un dernier coup d'œil admiratif et d'adieu à la belle Cerdagne.

De ce moment la descente commence. A notre gauche surgit le massif d'Andorre, puis petit à petit nous voyons grossir, dans le fond du cirque, le petit village de l'Hospitalet, où nous arrivons pour déjeuner pittoresquement sous une tente devant l'auberge, juste à l'entrée du tunnel

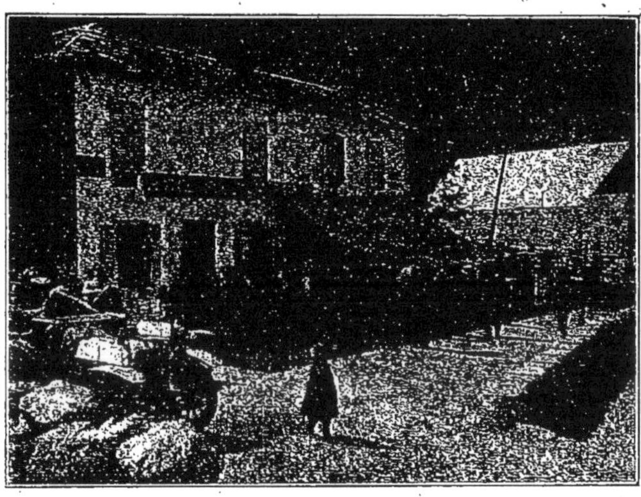

L'Hospitalet

du chemin de fer électrique d'Ax à Bourg-Madame. Après déjeuner nous repartons pour Ax, à travers une vallée de rêve, cheminant de concert avec l'Ariège à notre gauche, longeant de grasses prairies et le flanc verdoyant et boisé de la montagne à notre droite.

Nous arrivons ainsi vers quatre heures à Ax.

Après nous être installés, nous nous rendons au casino, où nous sommes reçus par le maire, qui lève son verre en notre honneur et nous souhaite la bienvenue. Puis tandis que certains d'entre-nous sont les hôtes de Madame Delcassé en sa villa, les autres vont dîner, casinoter ou se reposer.

Le samedi matin 9, nous visitons en détail les divers établissements de la station. Dans cette antique cité thermale, dont la piscine des ladres, aujourd'hui transformée en lavoir et en échaudoir, remonte à Saint-Louis, nous sommes dans la capitale même de ce royaume du Soufre que nous venons d'explorer, dont les droits à ce titre sont justifiés par ses 60 sources et leur débit de plus de deux millions de litres par jour. Leurs eaux sulfurées sodiques, alcalines, qui dégagent avec de l'azote des gaz rares (Helium, Argon) dont la thermalité varie de 20° à 80° sont usagées dans quatre établissements édifiés sur les griffons mêmes : le Couloubret, le Teich, le Breilh et le Modèle. Dans tous, nous trouvons un outillage balnéaire complet et perfectionné. C'est ainsi que notre attention est retenue par la douche Tivoli, par le mode de réfrigération par serpentinage qui préserve les eaux de toute adultération, et enfin par l'ingénieux appareil du Dr Bousquet qui permet d'envoyer des vapeurs sous pression, provenant du griffon, composées d'azote, de gaz rares et d'hydrogène sulfuré directement grâce à un dispositif spécial, dans le naso pharynx et par la trompe d'Eustache dans l'oreille moyenne. Aussi bien les eaux d'Ax, par l'ensemble de leurs sources et leur composition, résument toute la gamme des eaux des Pyrénées tenant, d'une part, des eaux de Molitg et de la Preste, et, de l'autre, de celles de Luchon, Barèges et Cauterets.

Tout cela, au reste, nous est confirmé par M. Landouzy dans sa conférence. Pour lui, toute station est une mixture thérapeutique, une sorte de thériaque dans la composition de laquelle entrent le climat, le sol, l'insolation, l'ozone, l'altitude, la ventilation, l'état hygrométrique, la radioactivité, et enfin l'eau, être vivant. Une source, affirme-t-il, a son anatomie, son tempérament, son dynamisme et le malade est le réactif humain très sensible qui en témoigne. A Ax, nous enseigne-t-il, vous enverrez donc vos rhumatisants, vos scrofulo tuberculeux, vos avariés, vos dystrophiques, vos dermopathes. Et il conclut en souhaitant à Ax la renommée mondiale qu'elle mérite par ses richesses thermales, sa situation pittoresque, les splendeurs naturelles qui l'entourent, la douceur de son climat. Il lui pronostique un avenir brillant du fait des transformations heureuses qui se produisent dans cette région, telle la ligne électrique

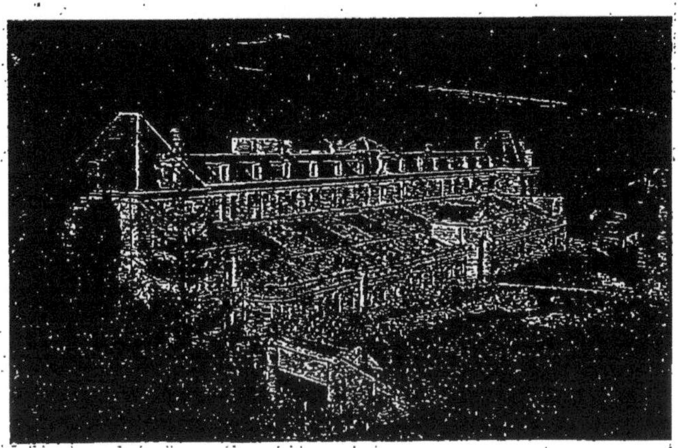

Ax-les-Thermes : Le Teich

transpyrénéenne prochainement achevée qui facilitera les relations avec l'Espagne. A propos de ce déluge d'eaux thermales, il émet le souhait de voir un jour toutes les calories perdues de cette *houille jaune* employées au forçage de la vigne ou des fleurs. Enfin, pour terminer, il attire instamment l'attention de la municipalité sur certaines fautes d'hygiène, sur certaines erreurs de voirie qu'il a relevées. Il insiste sur la nécessité absolue pour un maire d'être un officier sanitaire, et il souhaite voir s'accroître la compétence des bureaux d'hygiène pour le plus grand bien de tous.

Après cette intéressante conférence, il nous reste juste le temps de déjeuner avant que de nous rendre à Ussat. Mais la ponctualité étant le premier devoir d'un adhérent du **V. E. M.**, à midi précises, nous embarquons pour Ussat. A peine avons-nous traversé l'Ariège et pénétré dans le parc aux ombrages centenaires que nous avons la sensation que nous allons réveiller la naïade du lieu qui sommeille. Tout, en effet, dans cette oasis de fraîcheur est

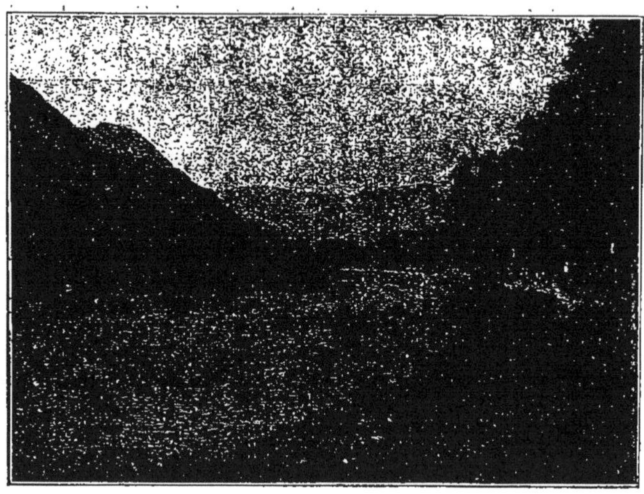

BORDS DE L'ARIÈGE A USSAT

paisible, reposant. L'établissement thermal s'allonge au bord de l'Ariège qui lui-même coule à flots discrets. Il en est séparé par le canal hydrostatique de l'ingénieur François dont, en l'absence regrettée du proesseur Garrigou, de Toulouse, M. Chassevant nous expose le rôle de défenseur, de régulateur de débit et de thermalité des sources.

Ici, nous dit ensuite le professeur Landouzy, vous êtes en présence d'eaux bicarbonatées et sulfatées calciques onctueuses, d'une température moyenne de 38° ; assez analogues à celles de Néris, de Plombières, elles sont employées surtout en bains et seulement en boisson pour les urinaires. Grâce au cadre et aux adjuvances naturelles dans lesquels elles sont prises et dont vous subissez en ce moment vous-mêmes le charme et l'effet sédatif, elles sont indiquées dans les névroses, la neurasthénie, les algies, les états congestifs, dans tous les cas en un mot de neurisme local ou général. Aussi à peine avons-nous fini la visite de l'établissement que, sauf quelques intrépides qui grimpent dans la montagne à la découverte de grottes et d'autres qui tiennent à éprouver la fraîcheur du sein de l'Ariège, nous nous étendons pour la plupart dans l'herbe sous les ombrages du parc et là, dans le calme, sous le ciel bleu, nous détendons un peu nos nerfs bien tendus depuis quelques jours. Mais, hélas, il nous faut repartir pour Ax, où un excellent dîner nous récompense et nous laisse, grâce à certain plat de ceps, un souvenir reconnaissant.

Le dimanche 10, nous partons pour St-Girons en passant par Foix dont nous apercevons la silhouette de l'ancien château. Là, nous montons en voiture pour Audinac. Située dans un parc riant, cette station qui a eu jadis son heure de célébrité et se propose de la recouvrer, offre à ses fidèles : dyspeptiques et urinaires, des eaux de boisson sulfatées calciques et magnésiennes ; de plus, selon une ancienne coutume, elle les abreuve ensuite de bouillon aux herbes qui mijote en plein air. Et cela m'a rappelé les jours maussades de purgation de mon enfance. Heureusement qu'une coupe du nectar champenois, agrémentée de quelques paroles de M. Landouzy, vint effacer ces fadeurs. Nous redescendons déjeuner hâtivement à Saint-Girons, où nous prenons, avant notre départ pour Aulus, congé de M. le Professeur Landouzy, obligé de nous quitter. Nous le remercions de la bienveillance avec laquelle il nous a départi sa science pour notre plus grand profit et celui de nos confrères étrangers, pour la plus grande renommée de notre beau pays dont il a su si éloquemment mettre en valeur les richesses. Après cela, par un soleil tropical, nous nous installons qui dans l'intérieur, qui sur l'impériale des antiques pataches qui vont nous monter à Aulus par une route inoubliable. Nous remontons d'abord la vallée que le Salat descend à nos côtés et à laquelle il donne son nom. On se croirait en pleine Normandie. Des peupliers bordent en rideau la rivière, des champs, des prairies alternent, que surplombent des monts encore peu élevés, couverts de

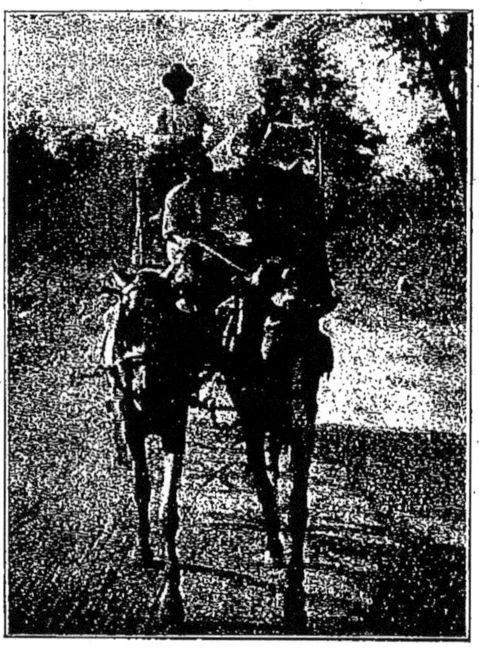

PAR 35° DEGRÉS A L'OMBRE
(ROUTE D'AULUS)

chênes et de sapins. Après avoir passé Vic, la vallée se resserre et prend le caractère d'un défilé de montagne avec ses maisonnettes tapies dans des anfractuosités, puis nous entrons dans la vallée du Garbet. Nous dépassons Oust, où, paraît-il, on éduque les jeunes ours pour les quelques rares montreurs qui existent encore.

Nous ascensionnons dans une succession de sites enchanteurs et nous franchissons enfin le cirque qui sertit dans sa profondeur Aulus. Vaste cirque de verdure aux cîmes neigeuses et déchiquetées qui jouxte l'Espagne proche. A travers un parc aux frondaisons séculaires et reposantes, nous nous acheminons vers les grottes où tels des génies bienfaisants vivent les sources au nombre de quatre, fournissant un débit quotidien de près de 500,000 litres d'eaux sulfatées calciques et magnésiennes employées surtout en boisson et qui selon leur posologie produisent des effets laxatifs, purgatifs, dépuratifs ou diurétiques. Tout cela

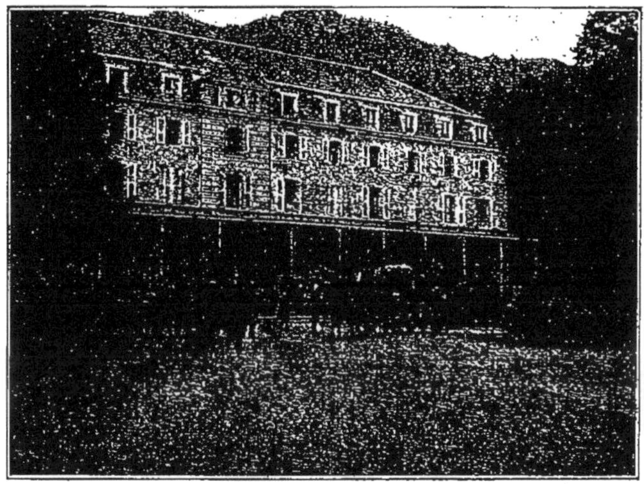

AULUS

nous est précisé dans le détail d'abord par un confrère de la station, ensuite et surtout par le Dr Carron de la Carrière qui nous montre Aulus, station privilégiée, joyau presque unique. En effet, quelle station climatérique estivale plus incomparable que ce fond de vallon frais, reposant, sis à près de 800 mètres d'altitude, offrant, avec la luxuriance de sa végétation, un air pur léger, ozonisé, vivifiant. Si d'autre part on considère la valeur thérapeutique de ce Contrexéville-Vittel du Midi, dont les eaux froides conviennent à tous les diathésiques, arthritiques, hépatiques, lithiasiques, aux obèses et aussi aux avariés grâce à l'arsenic de la source Darmagnac, il faudra bien conclure à la valeur de premier ordre de cette station et en retenir le nom. Après le dîner un feu d'artifice malencontreux trouble la majesté, la sérénité de la belle nuit dont nous jouissons. Mais il en va ainsi dès que l'homme est heureux, il redevient enfant et il lui faut manifester sa joie de vivre en faisant du bruit.

Après une exquise nuit de repos dans ce calme, nous redescendons, le *lundi matin 11*, sur Saint-Girons, où nous arrivons pour déjeuner. Voici venu le dernier repas qui nous réunit avant le désagrègement final. Nos aimables confrères étrangers en profitent pour nous dire le souvenir ému qu'ils emportent de notre belle France et de l'accueil qu'ils y ont reçu. Ils portent un toast à notre santé à tous et plus particulièrement à celle du Professeur Landouzy et du Dr Carron de la Carrière. Ainsi, successivement, le profes seur Ehlers, de Copenhague, évoque Rollon descendant la Seine et s'installant en Normandie, sœur de cette Bretagne à laquelle nous devons le Dr Carron de la Carrière ; ainsi s'expliquent, dit-il, nos sympathies. Puis le Dr Gaster se réjouit de la réalisation de l'heureux mariage d'inclination de John Bull avec la belle France.

Enfin, le Dr Dejace, le directeur du Scalpel, notre confrère belge, vétéran chevronné de ces voyages, qui s'employa toujours avec tant de dévouement pour faire connaître, depuis sa fondation, le **V. E. M.** dans les Flandres, et qui, lors de la dernière exposition de Bruxelles, contribua si puissamment au succès de la section française, dont, la boutonnière dit au reste son droit de cité, à son tour, nous exprime les sentiments reconnaissants et amicaux de ses compatriotes, nous promettant, pour le prochain voyage, une caravane encore plus imposante. Des bans chaleureux accueillent ces toasts et nous nous mettons en route pour Salies-du-Salat. Nous trouvons cette petite station dans un frais vallon, au bord du Salat, bien abritée des vents, ce qui lui permet, ne connaissant ni la neige ni la glace, de pouvoir garder son sanatorium ouvert l'hiver. Salies-du-Salat possède, en effet, à côté de son établissement thermal, bien compris, un sanatorium pour enfants prétuberculeux. Dû à l'iniiative bienfaisante du Dr Lautrec, il peut héberger 80 petits malades qui ainsi jouissent de ces eaux chlorurées sodiques fortes, sans la crainte des inconvénients, pour certains, de l'air marin, remplacé ici par celui tout à la fois tonique et sédatif des champs. Ces eaux, qui proviennent de puits forés jusqu'à 250 mètres, sont employées pour l'usage externe seulement, et font merveille dans le lymphatisme, la scrofule, les tuberculoses locales et certaines affections cutanées et gynécologiques. Mais les instants se précipitent, l'heure du départ final, de la séparation approche ; nous nous dirigeons vers une tonnelle accueillante, proche la gare, où nos confrères de Salies nous convient à vider avec eux une dernière coupe. C'est l'occasion de nouveaux toasts portés aux Drs Carron de la Carrière et Jouaust, et à M Heuzé, organisateur technique du **V. E. M**

Avant que de réintégrer nos wagons, nous nous faisons alors nos adieux réciproques, moment toujours un peu embrumé de gris. C'est qu'aussi, ces quinze jours passés ensemble, par monts et par vaux, nous ont appris à nous connaître, ont établi entre nous d'imperceptibles adhérences d'intimité, toujours un peu douloureuses à rompre. Nous nous promettons bien de nous revoir, n'empêche que, comme le dit le bon poète Haraucourt :

C'est son âme que l'on sème
Que l'on sème à chaque adieu.
Partir c'est mourir un peu.

Nous remontons une dernière fois en wagon et, tandis que, bercé par le rythme du roulement, mes yeux se posent sur les bœufs lents qui paissent, sur l'infini damier des champs, sur les vignes et sur la Garonne lointaine, je songe que la vie errante n'est pas qu'enivrante et que lorsqu'elle a un but elle est une éducatrice féconde à tous égards. C'est outre le limement réciproque des cervelles qui enchantait Montaigne, l'enseignement mutuel de chaque instant. On va déplorant bien haut avec la crise de l'apprentissage, la déchéance de la maîtrise dans les métiers, et l'on oublie quel merveilleux apprentissage moral et professionnel était le tour de France. Ce tour dont nous ne venons de faire rapidement qu'une faible partie et qui cependant nous a tant appris à tous. On ne va plus aux universités et c'est, je crois, grand dommage, car quiconque a vu n'est pas sans avoir retenu. Au moins, chaque année, consacrons un peu de nos vacances à visiter un coin de la Mère Patrie. Et à ce propos, jamais ne sera trop exaltée, cette généreuse, féconde et très française création du **V. E. M.**, par ces deux hommes qui s'appellent Landouzy et Carron de la Carrière, qui ont de ce fait droit, non seulement à notre respectueux salut, mais encore à notre reconnaissance et à celle du pays. Sans compter qu'au côté instructif s'ajoute ce charme appréciable de dévider de compagnie confraternellement un bout de ce beau ruban de routes de notre sol et d'avaler, comme le dit le poète, cette belle lumière de France qui vous descend dans le cœur et le dilate. Quelle joie plus grisante, peut être donnée à l'homme que de se sentir, comme cela nous est arrivé, par exemple, au col de Puymorens, monter dans l'air pur et ensoleillé du matin, au-dessus de tout ce qui vit, grouille et rampe !

L'attirance impérieuse de la montagne est, au reste, telle, qu'aucun homme d'action ne s'y peut soustraire. La montagne est plus éducatrice de volonté que la mer, et elle prête autant au rêve ; elle veut un effort pour se donner alors que la mer s'offre. Aussi, est-ce plutôt à elleque va le culte des peuples de volonté, tels les Anglo-Saxons ! Mais, tout cela, nous le recommencerons bientôt, n'est-il pas vrai ?

Nous le recommencerons du 1er au 14 Septembre prochain, et nous visiterons cette fois, les stations du Centre et de l'Auvergne :

La Motte-Beuvron (Sanatorium), La Roche-Posay, Néris, Evaux, La Bourboule, Mont-Dore, Saint-Nectaire, Vic-sur-Cère et Le Lioran (Stations climatiques), Royat, Durtol (Sanatorium), Chatel-Guyon, Vichy, Bourbon-l'Archambault, Bourbon-Lancy, Saint-Honoré-les-Bains, Pougues.

Aussi, n'est-ce que pour me remémorer ces instants heureux et prendre patience que j'ai évoqué ces souvenirs, ne souhaitant, avec le bon fabuliste, qu'une chose, c'est que « mon voyage dépeint », vous ne vous soyez dit : « J'étais là, telle chose m'advint ». Et que vous n'ayiez cru « y être encore vous-même ! ».

PAUL RABIER-LABICHE.

Les clichés qui illustrent cette relation, sont dûs au talent et à l'obligeance de MM. Cayla, Milcamps et Guy Carron de la Carrière.

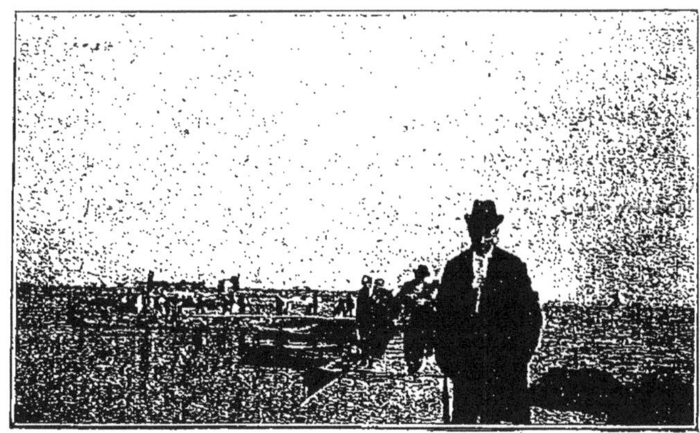

Liste des Adhérents au onzième Voyage du V. E. M. aux Pyrénées

1. Dr LANDOUZY, Doyen de la Faculté de Médecine de Paris, Membre de l'Académie de Médecine, 15, rue de l'Université, Paris.

2. Dr CARRON DE LA CARRIÈRE, Président de la Société d'Hydrologie Médicale de Paris, Vice-Président de la Société de Médecine de Paris, 2, rue Lincoln, Paris.

3. Dr JOUAUST, Membre de la Société de Médecine de Paris et de la Société d'Hydrologie médicale de Paris, *Secrétaire général des V. E. M.*, 4, rue Frédéric-Bastiat, Paris.

4. M. HEUZÉ, *Secrétaire technique des V. E. M.*, 110, rue de Paris, Vincennes.

5-6. Dr AMANN, Expert-Chimiste Bactériologiste, et Mme AMANN, La Soldanelle, Chemin de Longeraie, Lausanne, (Suisse).

7. Dr ASSELBERGS, 14, rue du Luxembourg, Bruxelles (Belgique).

8. Dr BARDIAUX, Trivières, (Belgique).

9. Dr BASTOS-LOPES, Rua da Palma, 116, Lisbonne (Portugal).

10. Dr BONNEAU, Poullignac, par Deviat (Charente).

11. Dr BORIES, Villa Régina, Cannet de Cannes Alpes-Maritimes.

12. Dr CACHAU, 107, avenue de la Mairie, Cauderan (Gironde).

13. Dr CAILLERET, 183, rue de Courcelles, Paris.

14. Dr CAMUSET, 5, Cité du Cardinal-Lemoine, Paris.

15. Dr CAPART, Montbrehain (Aisne).

16. M. G. CARRON DE LA CARRIÈRE, Etudiant, 2, rue Lincoln, Paris

17. Dr CAYLA, Président de la Société de Médecine de Paris, 31, avenue de Neuilly, Neuilly-sur-Seine.

18. Dr CHARTIER, Ancien Interne des Hôpitaux de Paris, 197, Faubourg Saint-Honoré, Paris.

19. Dr CHASSEVANT, Professeur agrégé à la Faculté de Médecine de Paris, 122, rue de la Boétie, Paris.

20. M. CLAVE, Etudiant, Cauderan (Gironde).

21. Dr COTTIN, Montfort-sur-Meu (Ille-et-Vilaine).

22. Dr CREUTZ, Médecin de Colonisation, Aïn-Temouchent (Algérie).

23. Dr DEJACE, Rédacteur en chef du « Scalpel », Flemalle-Grande (Belgique).

24. Dr DEROME, 4, rue Truffaut. Pontoise.

25-26. Dr DESCAMPS, Chirurgien adjoint à l'Institut Chirurgical de Bruxelles, et Mme DESCAMPS, 6, avenue Michel-Ange, Bruxelles (Belgique).

27-28. Dr DESES, Médecin des Hôpitaux, et Me DESES, 14, place du Samedi, Bruxelles (Belgigue).

29-30. Prof. EHLERS, Directeur de la Policlinique Dermatologique de l'Hôpital Royal Frédéric, à Copenhague, Membre Correspondant de l'Académie de Médecine de Paris, et Mme EHLERS, 6, Laxegade, Copenhague.

31. Dr FLANDROIS, 90, rue Carnot, Lorient, (Morbihan).

32. Dr FLEURIOT, Précy-sous-Thil (Côte-d'Or).

33. Dr GASTERS, 68, Greencroft Gardens. West Hampstead, N. W. Londres (Angleterre).

34. Dr GENEVRIER, Senozan (Saône-et-Loire).

35-36. Dr GILSON, Interne à l'Hôpital Saint-Jean et Mme GILSON, Haine-Saint-Pierre, Hainaut (Belgique).

37-38. Mme le Dr GUENOT-FOUCHET et Mlle FOUCHET, 22, rue Soufflot, Paris.

39. Dr GUILLOIRE, 17, route de Flandre, Aubervilliers (Seine).

40. Dr HAMEL, Ancien Interne des Hôpitaux de Paris, Médecin adjoint des Hôpitaux du Mans, 8, rue Robert-Garnier, Le Mans (Sarthe).

41. Dr LEDOUX, 9, rue de la Révolution, Bruxelles (Belgique).

42. Dr LEFÈVRE, Louhans, Saône-et-Loire.

43-44. Dr LEFÈVRE et M. LEFÈVRE, Étudiant, Livry, (Seine-et-Oise).

45-46. Dr LEMATTE, et Mme LEMATTE, 83, rue de Rome, Paris.

47. M. LÉVY, Interne des Hôpitaux de Paris, Bastion, 29, Paris.

48. Dr LONDE, Médecin Inspecteur des Enfants, 14, rue d'Athènes, Paris.

49-50 Dr MARQUIS, Professeur suppléant à l'Ecole de Médecine de Rennes, et Mme MARQUIS, 25, rue d'Antrain, Rennes (Ille-et-Vilaine).

51. Dr Maurice, Richelieu (Indre-et-Loire).

52. M. MILCAMPS, Interne à l'Hôtel-Dieu de Reims (Marne).

53. Dr MOLLER, 11, Frederickspleín, Amsterdam (Hollande).

54. Dr MONSARRAT, 49, rue de Courcelles, Paris.

55. M. MORANCÉ, Interne des Hôpitaux de Paris, 16, rue des Fossés-Saint-Jacques, Paris.

56. Dr PÉCHIN, 168, boulevard St-Germain, Paris.

57-58. Dr PEIGNON et Mme PEIGNON, 83, boulevard Sébastopol, Paris.

59-60. Dr POIRIER, Médecin en chef des Hôpitaux Civils, et Mme POIRIER, 22, Longue Rue d'Argile, Anvers (Belgique).

61. Dr RABIER-LABICHE, Rédacteur à l' « Esculape » 3, rue St-Louis-en-l'Ile, Paris.

62-63. Dr RAFFIN, et Mme RAFFIN, à Sauveterre de Guyenne, (Gironde).

64. Dr RAOULT-DESLONGCHAMPS, 7, rue de la Bruyère, Paris.

65. Dr RASMUSSEN, 137, Amagerbrogade, Copenhague (Danemark).

66-67. Dr THIERCELIN et Mme THIERCELIN, 82, rue Lauriston, Paris.

68. Dr TISON, Docteur ès-sciences naturelles, ancien Médecin de l'Hôpital Saint-Joseph, 72, boulevard Raspail, Paris.

69-70. Dr TIXIER, Chef de laboratoire de la Clinique des maladies des Enfants, Faculté de Médecine de Paris, et Mme TIXIER, 10, rue Edmond-Valentin, Paris.

71-72. Dr TROUETTE et Mme TROUETTE, 18, avenue Niel, Paris.

73. Dr VIRES, Professeur agrégé à la Faculté de Médecine de Montpellier, rue Jacques-Cœur, Montpellier (Hérault).

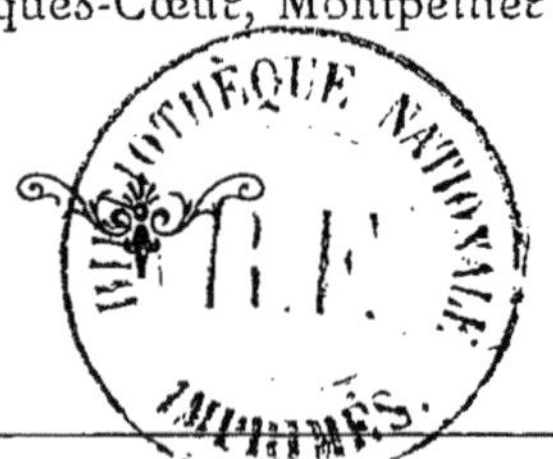

FÉCAMP. — IMP. M.-L. DURAND.

www.ingramcontent.com/pod-product-compliance
Ingram Content Group UK Ltd.
Pitfield, Milton Keynes, MK11 3LW, UK
UKHW021131230726
13926UKWH00002B/725

9 782014 084108